LE TRAITÉ

DE LA

GOUTTE DE SYDENHAM

PARTIE DESCRIPTIVE

TRADUIT PAR

LE PROFESSEUR Ch. LASÈGUE

Professeur de clinique médicale à la Faculté de médecine de Paris,
Médecin de l'hôpital de la Pitié,
Membre de l'Académie de médecine, etc.

ET

OFFERT AUX ÉLÈVES DE LA CLINIQUE MÉDICALE DE LA PITIÉ

PARIS

ASSELIN ET Cⁱᵉ, LIBRAIRES DE LA FACULTÉ DE MÉDECINE

Place de l'École-de-Médecine

1882

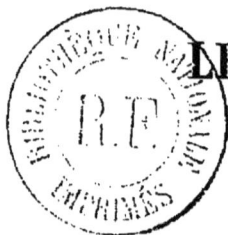

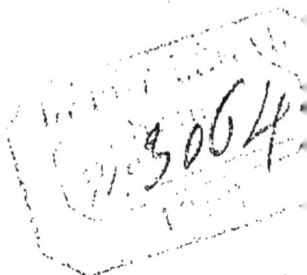

LE TRAITÉ

DE LA

GOUTTE DE SYDENHAM

(PARTIE DESCRIPTIVE)

TRADUIT PAR

LE PROFESSEUR CH. LASÈGUE,

ET OFFERT AUX ÉLÈVES DE LA CLINIQUE MÉDICALE DE LA PITIÉ.

Les pages qui suivent sont la traduction littérale du Traité de la goutte (Tractatus de Podagra) publié par Sydenham, voilà juste 199 ans (21 mai 1683) et dédié à son ami Thomas Short, avec cette épigraphe : *Non fingendum aut excogitandum sed inveniendum quid Natura faciat aut ferat.* (Bacon).

Cette admirable monographie m'a fourni le texte de quelques leçons cliniques et j'ai pensé qu'il serait plus utile à mes élèves de mettre à leur disposition le texte original que les commentaires.

Je n'ai pas cru à propos de traduire ce qui touche à la thérapeutique, à l'étiologie et surtout à la pathogénie de la goutte. Il faut être rompu aux délicatesses de l'érudition médicale pour dégager, sous des formules démodées, l'idée du maître toujours jeune et vivante.

La partie descriptive, elle, n'a pas plus vieilli par la forme que par le fond : je n'ai eu ni à en retrancher ni à y changer un seul mot.

Ch. L.

TRAITÉ DE LA GOUTTE

DE SYDENHAM.

On estimera, sans doute, que la maladie dont il s'agit est de sa nature difficile à connaître et presque indéchiffrable, ou que moi, qui depuis déjà trente-quatre ans en suis tourmenté, j'ai l'intelligence lente et lourde, puisque mes observations tant sur la maladie que sur son traitement sont si peu satisfaisantes. Quoi qu'il en soit, j'exposerai de bonne foi tout ce que jusqu'ici j'en ai pu savoir, laissant au temps, ce maître de la vérité, le soin d'écarter ou d'aplanir les difficultés et les obstacles que présentent soit la nature de la maladie, soit sa méthode de curation.

La goutte envahit, à un âge avancé, ceux surtout qui, après avoir passé les meilleurs jours de leur vie dans de molles délicatesses, se livrent avec trop de libéralité aux repas succulents, au vin et autres liqueurs spiritueuses, et abandonnent complètement les exercices du corps auxquels ils étaient accoutumés pendant leur jeunesse, cédant à la paresse qui ne manque jamais d'accompagner le progrès de l'âge. Ceux qui sont disposés à cette maladie ont le crâne volumineux, l'habitus du corps plein, humide et relâché ; leur constitution est âpre et luxuriante et chez eux les sources de la vie sont abondantes et riches.

La goutte n'atteint pas seulement ceux qui sont doués d'une constitution corpulente et robuste, quelquefois, mais plus rarement, elle frappe les gens grêles et amaigris. Elle n'attend pas nécessairement la vieillesse et n'épargne pas les jeunes même à la fleur de l'âge, quand ils ont reçu de leurs parents comme un héritage les tristes semences de la maladie, quand ils ont sacrifié immodérément et prématurément à Vénus, quand ils ont complètement délaissé les exercices auxquels ils s'étaient adonnés avec passion, ou encore lorsqu'après avoir été grands mangeurs, grands buveurs de liqueurs spiritueuses, ils y ont renoncé pour se réduire à des breuvages doux et réfrigérants.

Si la goutte atteint pour la première fois un individu au déclin de la vie, jamais elle n'aura de périodes aussi fixes ou des poussées aussi violentes que si elle l'avait frappé plus jeune ; soit que la vie s'épuise avant que la maladie, munie de ses symptômes naturels, ait atteint son *acmé*, soit que, faute de chaleur et de vigueur, elle ne puisse faire explosion dans les jointures aussi activement ou aussi continuement.

Lorsqu'elle harcèle les goutteux prématurément, n'eût-elle pas d'abord fixé son siège, elle les traite avec quelque indulgence, éclatant à des périodes incertaines selon qu'elle trouve prise, les tourmentant légèrement et pour peu de jours, avançant et reculant sans méthode. Peu à peu elle prend ses dispositions, s'organise, règle l'époque où, chaque année, elle se mettra en mouvement et la durée du paroxysme. Les accès à venir deviendront plus rudes que le premier.

Traitons d'abord de la maladie conforme à sa règle et à son type; nous disserterons ensuite de ses phénomènes anomaux et indécis, quand, par l'abus de médicaments mal appropriés, elle a été ébranlée sur sa base, ou qu'à cause de sa débilité et de la langueur du sujet, elle n'a pas pu s'élever à ses symptômes propres et francs.

Toutes les fois que la goutte est régulière, voici à peu près comment elle attaque le malade.

Vers la fin de janvier ou au commencement de février elle éclate tout à coup presque sans avertissement préalable, si ce n'est de la crudité de l'estomac avec dyspepsie dont le malade a souffert depuis quelques semaines. Il se plaint d'une sorte de gonflement du corps comme venteux et d'une pesanteur qui va croissant de jour en jour, jusqu'à ce que détonne le paroxysme. Peu de jours avant,

1.

est survenue de la torpeur avec la sensation confuse
de flatuosités qui descendraient le long des jambes
et une disposition spasmodique ; parfois, la veille
du paroxysme l'appétit est plus vorace sans être
cependant naturel. En pleine santé, il s'est mis
au lit et confié au sommeil ; mais vers deux heures
après minuit, il est réveillé par une douleur qui
occupe le plus souvent le pouce du pied, quelquefois le talon ou le mollet. Cette douleur rappelle
celle qui accompagne la dislocation de ces os, plus
la sensation d'une affusion d'eau tiède versée sur
ces parties : bientôt, surviennent la chair de poule,
le frisson et un peu de fièvre. La douleur, d'abord
modérée, s'accroît graduellement, tandis que la
chair de poule et le frisson disparaissent, et cela
d'heure en heure. Enfin, à mesure que la nuit
avance, la douleur arrive à son comble, s'étalant sur
les divers os du tarse et du métatarse dont elle ob-
sède les ligaments, s'exprimant tantôt sous la forme
d'une tension violente ou d'une déchirure de ces
ligaments, de la morsure rongeante d'un chien,
d'une pression ou d'une rétraction. La partie affectée a pris une sensibilité si exquise et si vive,
qu'elle ne peut tolérer ni le poids des linges qui
portent sur elle, ni même l'ébranlement de la
chambre par une marche trop pesante. Et la nuit
se passe non seulement dans ce supplice, mais dans

un roulement inquiet de la partie affectée et dans un besoin perpétuel d'en changer la place. La jactation du corps entier qui accompagne toujours le paroxysme, surtout à son début, n'est ni moindre ni moins incessante que l'agitation et la douleur du membre torturé. De là mille efforts en pure perte dans l'espoir de calmer la douleur soit par le mouvement du corps soit par le déplacement assidu du membre affecté. Le soulagement n'arrive pas avant deux ou trois heures à partir du début du paroxysme, après une sorte de digestion ou de dispersion de la matière morbide. Le malade sent la détente subite de la douleur, et le plus souvent il attribue bien à tort cette délivrance à la dernière posture qu'il avait donnée au membre malade.

Imprégné d'une douce moiteur il cède au sommeil. Au réveil, la douleur a beaucoup diminué, mais il s'aperçoit que la partie affectée est devenue le siège d'une tuméfaction, tandis que jusque-là, ce qui est la règle de tous les paroxysmes de goutte, le gonflement des veines qui forment un lacis au-dessus du membre affecté était seul visible. Le lendemain, peut-être deux ou trois jours plus tard, suivant que la matière propre à engendrer la goutte aura été plus ou moins abondante, la partie atteinte reste plus ou moins dolente : la souffrance augmente vers le soir et s'atténue au chant du coq.

Au bout de peu de jours l'autre pied est tourmenté par une douleur analogue à celle dont avait souffert le premier envahi. Si celui-ci est devenu indolent, la débilité qu'il avait subie ne tarde pas à s'évanouir, les forces et l'intégrité de la santé lui reviennent, comme s'il n'avait jamais souffert ; à la condition que les élancements douloureux assiègent violemment le second pied qui vient d'être atteint. La tragédie s'y renouvelle, comme dans l'autre pied, avec une douleur aussi intense et aussi durable.

Parfois, même aux premiers jours de la maladie, si la matière morbide est d'une telle exubérance qu'un seul pied soit insuffisant à la contenir, elle fatigue les deux avec une égale véhémence ; le plus souvent, comme nous l'avons dit, les invasions sont successives.

Après que les deux pieds ont été ainsi affectés, les paroxysmes suivants deviennent anormaux quant aux temps de l'invasion et quant à la durée; ils gardent toujours ce caractère que la douleur a des recrudescences nocturnes et des rémissions matinales.

C'est la série de ces *paroxysmules* (si le mot est permis) qui compose le paroxysme de la goutte, plus long ou plus court, suivant l'âge du malade.

Il ne faut pas croire que l'individu affligé par la maladie pendant deux ou trois mois, subisse un paroxysme unique; il est soumis à une série ou à un enchaînement de paroxysmules qui vont en décroissant d'intensité et de durée jusqu'à ce qu'enfin la matière goutteuse étant épuisée, le malade revienne à sa santé première.

Chez les vaillants et chez ceux que la goutte a rarement visités, ce retour a souvent lieu après une quinzaine de jours; chez les vieillards et chez ceux qui ont été plus souvent affligés par la maladie, il s'effectue au bout de deux mois ; ceux enfin qui ont été éprouvés par les années ou par une plus longue opiniâtreté de la maladie, n'en sont pas quittes avant que le progrès de l'été ne leur soit venu en aide.

Aux quatorze premiers jours, l'urine est plus colorée, elle laisse par le repos déposer un sédiment rouge et sablonneux; le malade rend à peine par la vessie le tiers de ses boissons, la constipation est presque constante. La dépression de l'appétit, le frissonnement de tout le corps vers le soir, la sensation de pesanteur et de malaise, même des parties qui n'ont pas été affectées, se prolonge pendant tout le paroxysme. Vers la fin il survient une démangeaison presque intolérable du pied, surtout entre les doigts, d'où se détachent des fur-

fures. Les pieds eux-mêmes se desquament, comme
à la suite de certains empoisonnements.

La maladie close, le bien-être et l'appétit reviennent, au prorata de la douleur qui sévissait
durant le paroxysme : c'est dans la même propor-
tion que se rapproche ou s'éloigne le paroxysme
suivant. Si le paroxysme dernier a gravement affecté le malade, celui qui doit lui succéder ne re-
viendra guère au même point avant le cours d'une
année.

Ainsi se comporte la goutte régulière qui se ma-
nifeste avec les symptômes francs qui lui sont
propres.

Lorsqu'elle est troublée par une médication in-
due ou quand, à cause de la trop longue persis-
tance, le corps se transforme en une sorte de foyer
permanent de maladie, la nature cesse de pour-
voir par la méthode accoutumée à l'élimination, et
les phénomènes diffèrent de ceux qui viennent
d'être décrits.

Jusque-là la douleur s'était limitée aux pieds,
siège normal de la fluxion goutteuse (si elle vient
à occuper d'autres parties c'est l'indice certain ou
que la maladie a subi une inversion ou que la vigueur du corps s'est sensiblement amoindrie). Elle
envahit les mains, les carpes, les coudes, les genoux et d'autres régions, les torturant comme elle

avait fait pour les pieds. Tantôt elle tord un ou plusieurs doigts qui ressemblent à des racines de panais; elle les immobilise; elle engendre autour des ligaments articulaires des concrétions tophacées qui détruisent les membranes de revêtement et la peau elle-même, et on voit apparaître des tophus à nu, pareils à de la craie ou à des yeux d'écrevisses qu'on détache avec une pointe; quelquefois la matière morbide accumulée aux coudes, y provoque une tumeur blanchâtre, presque du volume d'un œuf, qui plus tard rougit et s'enflamme.

Si la goutte occupe la cuisse, le malade éprouve la sensation d'une pénible lourdeur plutôt que d'une douleur notable; qu'elle se propage au genou, elle devient plus âcre, tout mouvement est impossible, l'articulation, qui semblerait traversée par un clou ne peut s'écarter d'un pouce de la place où elle est fixée. Si, en raison de l'inquiétude de tout le corps familière à la maladie, ou pour des nécessités urgentes, le malade doit être déplacé avec l'aide des assistants, il faut user de précautions infinies pour éviter d'exciter par quelques mouvements contrariés une douleur qui n'est tolérable que si elle s'évanouit instantanément.

Ces déplacements qui exigent une sollicitude délicate et méticuleuse ne sont pas la moindre part des misères qui pèsent sur le goutteux.

La douleur violente ne se continue pas pendant tout le paroxysme, à la condition que la partie affectée soit maintenue dans un repos absolu.

Tandis qu'elle ne se déclarait qu'à la fin de l'hiver pour céder après deux ou trois mois, la goutte finit par agacer le malade toute l'année, à l'exception des deux ou trois mois chauds de l'été. Le paroxysme majeur ou général s'allonge, et en même temps les paroxysmes particuliers (paroxysmules) dont le général se compose, sont plus tenace. Jusque-là, ils ne duraient pas au delà d'un jour ou deux, à présent et surtout si les pieds ou les genoux sont envahis, ils ne quittent pas la place avant la quinzaine; au premier ou au second jour de l'accès, le malade outre la douleur éprouve un malaise général et une prostration complète de l'appétit.

Avant que le mal n'eût acquis cette intensité, le malade avait de longs intervalles de repos entre les paroxysmes ; pendant les intermissions, il jouissait de la santé de ses membres et du reste de son corps, ses fonctions naturelles exécutaient régulièrement leur office. Désormais, les membres sont contractés, entravés ; il peut encore se tenir debout et même faire quelques pas, mais sa marche est si pénible et si boiteuse que, même en marchant, il semble rester au repos; s'il persiste à se mouvoir au delà de ses forces, pour rendre quelque vigueur à ses pieds, plus il en assure la solidité, plus il éloigne l'aptitude à la douleur, et, plus l'élément morbide qui n'est pas complètement dissipé, menace les viscères. Il ne peut plus se concentrer librement dans les pieds qui, à cette période, ne sont presque jamais exempts de douleurs, mais sont constamment le siège de sensations plus ou moins pénibles.

Le malade est tourmenté par beaucoup d'autres symptômes : douleurs des veines hémorrhoïdales, éructations nidoreuses rappelant le goût des aliments ingérés et en voie de décomposition dans l'estomac, toutes les fois qu'il a pris un aliment de difficile digestion ou seulement qu'il a excédé la quantité de nourriture qui convient à un homme sain; l'appétit et le corps entier sont languissants. Il ne vit que pour être accablé et misérable, les moindres jouissances de la vie lui sont interdites. L'urine, d'abord rare et foncée en couleur, surtout pendant les paroxysmes, devient claire et abondante comme au cours du diabète. Le dos et d'autres parties du corps sont le siège d'irritantes démangeaisons, particulièrement à l'heure du sommeil; une nouvelle incommodité vient s'ajouter à la maladie ainsi confirmée. A la suite d'un bâillement et surtout le matin, les ligaments

des os du métatarse s'ébranlent avec une sensation
de coarctation ; on dirait qu'une main robuste les
comprime. Parfois sans secousse préalable, au mo-
ment de s'endormir, le malade ressent comme un
coup de massue qui lui briserait le métatarse, et
s'éveille en poussant un cri. Les tendons des mus-
cles qui s'attachent au tibia sont saisis d'un spasme
si âcre et si violent, que la douleur durant tant soit
peu excéderait et dompterait toute patience hu-
maine.

Après ces supplices cruellement répétés, après
de trop longues tortures, comme un gage de la ré-
mission que va bientôt donner la mort prochaine,
les paroxysmes traitent le malade avec plus de
clémence quant à la douleur. Au lieu de la souffrance habituelle, un malaise avec douleur de
ventre, une lassitude spontanée, quelquefois la
propension à la diarrhée surviennent. Ces symptômes, tandis qu'ils subsistent, modèrent les douleurs des membres, ils s'effacent quand la douleur
prend de nouveau possession des jointures et ainsi, la douleur et le malaise général alternant, se
remplacent pendant les longs attardements du paroxysme.

Il est de remarque que celui qui pendant plusieurs années a été tourmenté par la goutte souffre
plus de l'état maladif que de la douleur. La souf-

france plus durable n'arrive pas au dixième de celle qu'il éprouvait, quand ses forces étaient moins compromises; au moins cette rigueur de la maladie était-elle alors compensée par les longues suspen- sions qui séparaient les attaques et par le réveil de la santé. Dans cette maladie, la douleur est le re- mède amer fourni par la nature; plus elle est vive, plus le paroxysme est court, plus aussi les inter- mittences sont durables et complètes, et *vice versa.*

Cependant ni la douleur, ni la claudication ou l'obstacle apporté au mouvement des parties, ni le malaise et les autres symptômes ci-dessus décrits ne suffisent à achever la tragédie de la maladie. Elle donne naissance au calcul des reins, soit que le patient reste indéfiniment dans le décubitus, soit que les organes sécréteurs soient frappés dans leur fonctionnement, soit que le calcul représente une portion de la matière morbifique, question que je n'ai pas à juger. Quelle que soit l'origine de cette complication, le malade profondément attristé en vient à se demander lequel est le plus cruel du calcul ou de la goutte. Parfois le calcul, empêchant le passage de l'urine dans la vessie par les canaux urinaires, enlève le malade de ce monde et lui évite d'attendre davantage les lents retards de la goutte.

Ce n'est pas encore assez que le goutteux soit torturé de tant de manières, qu'il ait cessé d'être

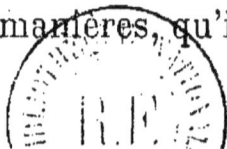

maître de sa personne pour ne pouvoir se passer
de secours d'autrui, il faut encore qu'un comble
s'ajoute à ses misères. Pendant l'accès, l'intelligence, comme atteinte par la contagion, s'associe à
ce point aux souffrances du corps, qu'on ne saurait
dire lequel du physique ou du moral cause plus de
chagrin au malade. Le paroxysme est autant un
accès d'irascibilité que de goutte. Les sentiments et
la raison s'énervent dans ce corps débilité, ils s'é-
branlent et vacillent au moindre choc, et le goutteux
devient un fardeau pour les autres aussi bien que
pour lui. D'autres passions viennent encore le sol-
liciter, la crainte, l'anxiété et le reste. Il en est obsé-
dé, jusqu'à ce que, la maladie s'évanouissant, l'es-
prit recouvre avec la convalescence sa première
tranquillité.

Enfin (pour en finir d'une fois avec la catastro-
phe de cette funeste affection), les viscères sont al-
térés par la ténacité et par l'étreinte de la matière
morbide, les organes sécréteurs ne peuvent plus
remplir leurs fonctions, le sang devient stagnant et
comme bourbeux, le matière n'est plus chassée et
rejetée vers les extrémités.

Le trois fois infortuné échange heureusement
sa vie pleine d'afflictions, et qui, depuis longtemps
déjà n'était plus vivante, contre la mort qui lui
apporte le repos de ses misères.

Et, cependant (ce qui peut être une consolation pour moi et pour ceux qui souffrent de la maladie, bien que médiocrement pourvus des dons de l'intelligence et de la fortune), combien ont ainsi vécu et sont morts de grands rois, de potentats, de commandants de flottes et d'armées, de philosophes et d'autres leurs pareils. Assurément cette maladie articulaire (j'oserais à peine l'affirmer d'aucune autre) tue plus de riches que de pauvres et plus d'intelligents que d'imbéciles.

La goutte atteint rarement les femmes, encore faut-il qu'elles soient âgées et répondent au type masculin des viragos. Les femmes grêles qui, à l'adolescence ou dans la période stable de la vie, éprouvent des symptômes qui simulent la goutte, sont sous l'influence ou d'affections hystériques, ou d'un rhumatisme dont elles ont souffert autrefois et dont la matière n'a pas été tout d'abord éliminée.

Je n'ai pas vu davantage d'enfants ou d'adolescents tourmentés par la goutte franche et vraie; j'en connais cependant quelques-uns, qui, avant l'âge adulte, avaient passé par de légères escarmouches. Leurs pères étaient goutteux quand ils les ont engendrés.

Et ainsi se déroule l'histoire de cette maladie.

Paris.—Typ. A. PARENT, A. DAVY, Sr, r. M.-le-Prince, 31.

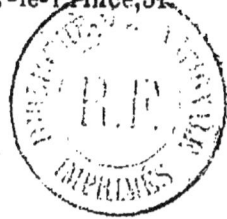

Librairie ASSELIN et Cie, Libraires de la Faculté de médecine
PLACE DE L'ÉCOLE-DE-MÉDECINE. — PARIS

VIENT DE PARAITRE

LA TECHNIQUE

DE

LA PALPATION ET DE LA PERCUSSION

PAR

Le Dr Ch. LASÈGUE

Professeur de clinique médicale à la Faculté de médecine de Paris,
Médecin de l'hôpital de la Pitié,
Membre de l'Académie de médecine, etc.

ET

Le Dr J. GRANCHER

Professeur agrégé à la Faculté de médecine de Paris,
Médecin de l'hôpital Necker.

Une brochure in-8 avec figures. Prix.......... 1 fr. 50

LA TECHNIQUE

DE

L'AUSCULTATION PULMONAIRE

A L'USAGE

DES ÉTUDIANTS EN MÉDECINE

PAR

Le Dr Ch. LASÈGUE

Professeur de clinique médicale à la Faculté de médecine de Paris,
Médecin de l'hôpital de la Pitié,
Membre de l'Académie de médecine, etc.

1 brochure in-18 avec figures. Prix.............. 1 fr.

www.ingramcontent.com/pod-product-compliance
Lightning Source LLC
Chambersburg PA
CBHW070153200326
41520CB00018B/5387